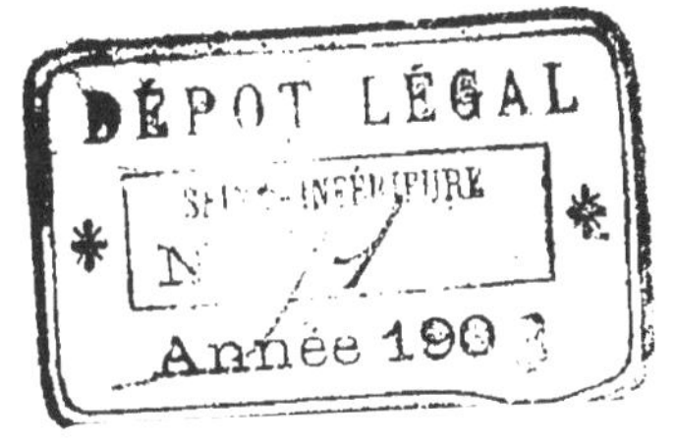

LA PESTE

A LA FIN DU XIXe ET AU XXe SIÈCLE

Par le Dr BOUCHER

ROUEN
IMPRIMERIE CAGNIARD (LÉON GY, SUCCESSEUR)
Rue Jeanne-Darc, 88

1903

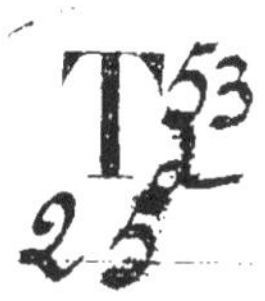

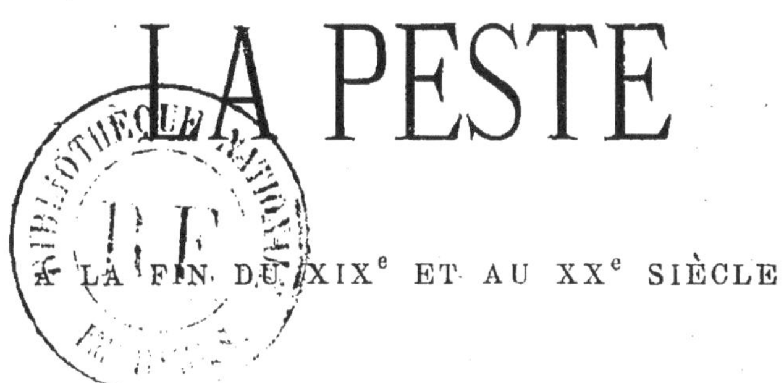

LA PESTE

A LA FIN DU XIXe ET AU XXe SIÈCLE

Par le Dr BOUCHER

ROUEN
IMPRIMERIE CAGNIARD (LÉON GY, SUCCESSEUR)
Rue Jeanne-Darc, 88

1903

LA PESTE

A LA FIN DU XIXe ET AU XXe SIÈCLE

Dans l'étude que je vous ai présentée il y a quelques années sur la peste à Rouen au XVIe et au XVIIe siècle, j'avais tâché, d'après les documents de l'époque, de vous tracer un tableau aussi fidèle que possible des effets désastreux de la maladie, de son retentissement sur la vie sociale qui se trouvait suspendue dans notre grande cité, et de l'affolement des populations en présence du fléau.

Il restait à compléter ce travail par un aperçu résumé des recherches modernes sur cette redoutable affection, reparue dans ces temps derniers avec une intensité particulièrement effrayante chez des peuples qui, au point de vue de l'hygiène, en étaient encore aux mesures primitives du moyen âge.

Sous l'influence de causes qui commencent seulement à être connues, la peste prend soudain des proportions formidables, envahit toute une région de l'Extrême-Orient et devient menaçante pour l'Europe. Ce mode d'origine asiatique a été fort probablement celui de toutes les épidémies qui ont décimé le vieux monde.

Dans ce plateau central de l'Asie, encore si mystérieux et si peu exploré, il en existe un foyer permanent, au milieu des populations de la Mongolie orientale, peut-être les plus misérables du globe. De là, de façon assez vraisemblable, le mal s'est étendu vers le Nord, dans la région du lac Baïkal et au Sud, dans le massif montagneux du Yunnam, où il s'est établi définitivement.

Comment a-t-il été se fixer dans la Cyrénaïque et dans l'Ouganda, au milieu du continent noir ? l'explication en est assez obscure, si bien que certains auteurs admettent que ces deux pays d'Afrique sont aussi des centres permanents du fléau (1). Mais ce qui est indéniable, c'est que partout où règne l'islamisme la maladie rencontre des circonstances favorables pour son éclosion. Le fatalisme, l'indifférence, et d'autre part la malpropreté, sont tels parmi les mahométans des classes populaires, que l'on ne voit guère comment ces peuples seront débarrassés de ce terrible danger qui, par leur intermédiaire, peut nous atteindre, s'ils ne tombent pas sous l'entière domination des races d'Occident.

Constantinople, la capitale de la Turquie, offre à chaque instant des cas isolés de peste dont on ne parle pas. En Asie-Mineure, l'affection fait son apparition à des intervalles très rapprochés.

Toutefois, avec les mesures de désinfection actuelles, appliquées par des médecins formés dans toutes les Universités d'Europe, et sur place, à Beyrouth, à Constan-

(1) La Géographie actuelle de la peste. *Revue médicale*, janvier 1900. Ch. Nicolle.

tinople, les précautions sanitaires, même assez incomplètes, ont jusqu'alors suffi à éteindre la plupart des épidémies naissantes.

L'Asie-Mineure, sillonnée de missions, d'écoles, d'hôpitaux organisés à l'européenne, peut encore offrir une certaine barrière à l'extension du fléau, mais jusqu'à présent ceci n'existe pas encore pour le grand plateau du Thibet et de la Mongolie, entièrement soustraits au contrôle et à l'influence des nations civilisées.

C'est de ce centre que rayonna en 1894 la peste bubonique, que, suivant l'expression de *Roux*, on pouvait presque considérer comme une maladie historique. En mars, dans l'espace de quelques semaines, elle faisait 60,000 victimes à Canton, puis elle ravageait toute la côte orientale chinoise, Hong-Kong, Formose, Haïnan, pour de là pénétrer en Hindoustan et frapper la ville de Bombay.

Le voisinage, pour nos possessions d'Indo-Chine, de certains pays infectés : Lang-Tchéou, Packoï, Mong-Tzé, déterminèrent le ministre des Colonies à envoyer sur place une mission confiée à M. Yersin, un des élèves les plus distingués du Laboratoire Pasteur.

La peste différait-elle de ce qu'elle avait été autrefois ? les médecins établissaient que ses caractères étaient bien les mêmes. On constatait trois formes principales : *bubonique*, *septicémique* et *pulmonaire*.

Dans la forme *bubonique*, le début avait lieu par la fièvre, des nausées, des douleurs dans la tête et les membres, suivies du gonflement douloureux des *ganglions* des aines, des aisselles ou du cou. Ces ganglions suppuraient vers le huitième jour, et alors pouvait survenir la guérison avec ou sans accompagnement d'éruptions ulcéreuses de la peau, *les charbons*. Quand la suppuration ne se produisait pas, les phénomènes généraux augmentaient de gravité par suite de l'infection générale du sang.

Cette infection d'emblée, emportant le malade en quelques heures, était la caractéristique de la forme septicémique.

Enfin la forme pulmonaire revêtait tous les caractères d'une grippe intense suivie de pneumonie à laquelle il ne manquait rien, matité à la percussion, râles à l'auscultation, expectoration teintée, point de côté douloureux, etc... Seul l'examen bactériologique pouvait permettre de reconnaître son origine.

Cet examen bactériologique avait été fait pour la pneumonie ordinaire en 1884, par Talamon et Fraenkel, et depuis lors, le monde savant attendait avec une bien légitime impatience l'application des procédés de Pasteur à l'étude de la peste.

Vous savez, Messieurs, que sous l'impulsion de cet illustre savant, on s'était mis à observer de plus près les détails minutieux qui avaient échappé à nos aïeux. Un grand principe avait été posé par lui dans ses études sur les ferments : « *Pour chaque fermentation*, disait-il, *il existe un ferment unique* » et peu à peu on s'était aperçu, on avait vérifié par des expériences d'une précision rigoureuse que, pour chaque *maladie, fermentation de l'organisme*, il existe aussi un germe spécifique.

Ce qui se produisait pour les vins, pour les vinaigres, pour les bières, avait son équivalent pour les animaux, *charbon du bétail*, *choléra des poules*, maladie des *vers à soie*, *rouget des porcs*, etc... Des causes identiques engendraient les mêmes effets.

Au Congrès de Londres, en 1881, Pasteur, devant l'élite des médecins de l'univers, démontrait que les germes donnant lieu au choléra des poules, conservés et cultivés dans le bouillon perdaient leur virulence à *mesure que le bouillon vieillissait*, et que ce vieux bouillon injecté à des animaux sains, leur permettait de résister à l'inoculation d'un bouillon fraîchement ensemencé et par contre très virulent, tandis que les poules qui n'avaient point subi cette *vaccination antérieure* étaient foudroyées en peu de temps par cette deuxième inoculation.

Le 5 mai 1881 commençaient les expériences de Pouilly-le-Fort, sur l'inoculation du charbon attenué. Cette communication et cette expérience furent le point de départ de la révolution scientifique la plus considérable de l'histoire.

On reconnut successivement la cause de la plupart des maladies infectieuses : lèpre, érysipèle, pneumonie, fièvre typhoïde, tuberculose, infection paludéenne, suppuration, etc., etc.....

Partout se créèrent des laboratoires où l'on étudia, dans les moindres détails, ces ennemis jusqu'alors inconnus de la société humaine, d'autant plus terribles, que leur petitesse même leur avait permis d'échapper à toutes nos investigations. Puis, les observateurs s'attachèrent à découvrir toutes les causes susceptibles d'enrayer leur virulence, et avant de tenter sur l'homme les méthodes de *vaccination* qui avaient donné dans les mains de Pasteur de si extraordinaires résultats, on communiqua toutes ces maladies aux animaux en s'efforçant de les guérir par des injections préventives.

Pour la diphtérie, on sait quels merveilleux effets on a obtenu. En revanche, pour la tuberculose, pour la pneumonie, pour l'érysipèle, pour la fièvre typhoïde, les résultats sont encore défectueux, mais dans le monde entier des recherches se poursuivent dans ce sens, et de très précieuses données ont été recueillies.

On comprend donc avec quelle intensité d'intérêt on suivait la mission Yersin, d'autant que Pasteur avait exprimé en 1874, à l'Académie de médecine, cette idée que la *peste était due à un microbe*. Nous croyons devoir citer quelques extraits du premier rapport (1) du jeune savant :

« Lorsque j'arrivai à Hong-Kong, le 15 juin, écrit-il, plus de 300 chinois avaient succombé. On construisait en toute hâte des baraquements provisoires, les hôpitaux de la Colonie ne pouvaient plus suffire à abriter les malades.

« Je m'installai avec mon matériel de laboratoire dans une cabane en paillotte que je fis construire avec l'autorisation du gouvernement anglais dans l'enceinte de l'hôpital principal.

« La mortalité est très forte, 95 0/0 dans les hôpi-

(1) *La peste bubonique à Hong-Kong*, par Yersin. Note présentée au Congrès de Buda-Pesth, par le Dr Treille.

taux. Les logements occupés par les Chinois des classes pauvres sont partout des bouges infects où l'on ose à peine entrer et où s'entasse un nombre incroyable de personnes. Beaucoup de ces taudis n'ont pas même de fenêtres et sont au-dessous du niveau du sol.

« Il était tout indiqué de rechercher tout d'abord s'il existe un microbe dans le sang des malades et dans la pulpe des bubons.

« *La pulpe des bubons* est dans tous les cas remplie d'une véritable purée d'un *bacille court*, *trapu*, *à bouts arrondis*, *assez facile* à colorer par les *couleurs d'aniline* et ne *se teignant pas* par la *méthode de Gram*. Les extrémités de ce bacille se colorent plus fortement que le centre, de sorte qu'il présente souvent un espace clair en son milieu.

« La pulpe ensemencée sur gélose, donne un développement de colonies blanches, transparentes, présentant des bords irrisés lorsqu'on les examine à la lumière réfléchie.

« Si on inocule cette pulpe à des souris, à des rats ou à des cobayes, on tue sûrement ces animaux et ils présentent à l'autopsie les lésions caractéristiques de la peste avec de nombreux bacilles dans les ganglions, dans la rate et dans le sang. »

Par la suite, la mission japonaise, dirigée par le professeur *Kitasato* vérifiait les *caractères du bacille*, sa *coloration*, ses *cultures*, sa *résistance* aux agents chimiques et sa *destruction rapide* par une exposition pendant trois ou quatre heures aux rayons du soleil.

La mission russe avec MM. *Wyssokowitz* et *Zabo-*

lotny instituait une série d'expériences sur les singes et constatait la sensibilité extrême de ces animaux à la maladie, la pénétration du virus pesteux par les moindres éraillures de la peau, par des piqûres insignifiantes.

Yersin ayant envoyé des cultures de bacille de la peste à l'Institut Pasteur, *Calmettes* et *Borrel* entreprirent, sous la direction de *Roux*, l'immunisation du cheval. Il était imprudent et dangereux d'injecter tout d'abord une culture de bacilles vivants en si petite quantité que ce soit. Cela pouvait provoquer la peste d'emblée.

Ces observateurs stérilisèrent donc les cultures en les chauffant à 70° pendant un certain temps, jusqu'à destruction des bacilles. Le résidu ainsi obtenu ne contenait plus que le poison ou la toxine, résultat de leurs secrétions mêlées avec leurs cadavres. Ce liquide injecté au cheval à doses progressives permit de lui inoculer en dernier lieu des cultures *vivantes* sans lui communiquer la maladie.

Mais, fait plus intéressant encore, si on pratique une saignée à cet animal, si on recueille la partie liquide du sang en négligeant la couenne ou le caillot, on a *le sérum*. Ce sérum injecté sous la peau jouit de la propriété d'empêcher les animaux inoculés ensuite avec le virus pesteux, de contracter la peste. C'est donc un *vaccin* préventif.

De plus, même la maladie étant déclarée, sous l'influence de l'injection du sérum, les phénomènes fébriles cessent, les bubons s'affaissent, pourvu toutefois que le début de l'affection ne remonte pas à plus de quarante-huit heures, laps de temps après lequel elle peut avoir produit des troubles irréparables. C'est donc un remède *curatif.*

Avec ce premier sérum, Yersin vaccinait à Canton vingt-six individus malades, dont deux seulement moururent.

Puis il revint d'Indo-Chine travailler, au Laboratoire Pasteur, à l'étude et à la préparation de ce nouveau moyen de traitement.

Le premier cheval dont on s'était servi, mourut peu après une inoculation intra veineuse de cultures vivantes de la peste.

C'était un premier insuccès et un danger, car le procédé pouvait contaminer les personnes et les objets en contact avec l'animal en expérience. *Roux* jugea qu'il n'avait pas le droit d'exposer le pays à une épidémie possible provenant de son laboratoire et il n'utilisa plus que des cultures stérilisées à 70°.

Yersin étant retourné en Indo-Chine en 1897, créa un laboratoire à Nha-Trang en Annam et *immunisa* plusieurs chevaux pour avoir provision de sérum. Tout un personnel indigène fut mis au courant des pratiques pastoriennes.

Puis il alla vacciner les Indiens malades de Bombay. Etait-ce l'hygiène déplorable de ceux-ci, leur peu de résistance par suite de leur alimentation presque uniquement végétarienne au mode nouveau de préparation du sérum, toujours est-il que le succès ne fut pas le même qu'à Canton.

La mortalité de 90 0/0 tomba seulement à 72 0/0. Elle se maintenait considérable et terrifiante.

Les médecins anglais refusèrent d'accepter la méthode Yersin et employèrent le système de *Haffkine* qui consiste dans l'inoculation directe à l'homme des cultures du bacille de la peste stérilisées par le chauffage à 70°.

L'immunité donnée par ce procédé paraît avoir une durée plus longue que celle conférée par le sérum, mais *il faut aussi un temps plus long pour l'acquérir* et pendant *cette période les personnes sont plus sensibles* à la peste *que celles qui n'ont pas été vaccinées.*

On peut donc recourir à ce moyen dans les pays non infectés. Quand au contraire la peste est déclarée dans un endroit, cette méthode est dangereuse, puisqu'elle crée une infériorité de résistance.

La mission allemande envoyée à Bombay avait constaté les résultats acquis jusqu'alors, elle s'était livrée à des expériences de culture du bacille dans l'eau ordinaire, où il ne vit pas plus d'un jour, puis dans l'eau stérilisée où il vit trois jours. Elle avait aussi vérifié ce fait que le bacille sec a perdu toute virulence au bout de sept jours, d'où le peu de probabilité de reviviscence dans le sol pour expliquer le retour des épidémies. Cette perte de virulence démontrait comment les balayeurs des rues de Bombay n'avaient pas été atteints par le fléau; mais la Commission considérait la vaccination par le sérum de Yersin et de l'Institut Pasteur comme insuffisante.

La peste n'étant pas arrêtée dans ses progrès envahissants, gagnait successivement le golfe Persique, Kurrachie, les rives de la mer Rouge, Aden.

En 1898, elle éclatait à Vienne par suite d'une imprudence probable de l'employé du laboratoire de bactériologie.

Franz Barisch, chargé de nourrir les animaux soumis aux expériences relatives à la peste, tomba malade le 15 octobre atteint d'une sorte de pneumonie infectieuse. On trouva dans son expectoration des bacilles caractéristiques et il fut rigoureusement isolé. Il mourut le 18 octobre. Le 19, les deux garde-malades qui l'avaient soigné étaient prises. Le 21, c'était le tour du Dr Müller qui succomba en deux jours, également par suite d'une pneumonie (1).

Voici la noble lettre qu'écrivait ce jeune savant sur son lit de mort :

« Chers Parents, Frères et Sœurs,

« Il n'y a plus aucun doute, je suis malade de la peste et je sais parfaitement que dans peu de jours la mort viendra. Je dois donc, chers parents, prendre congé de vous, car je ne vous verrai plus sur la terre. Pardonnez-moi toutes les préoccupations que vous avez eues à cause de moi, vivez heureux et tranquilles et soyez persuadés que je mourrai très calme et sans souffrance. Le testament que j'ai écrit avant mon départ pour Bombay vaut également aujourd'hui. Je ne souffre pas et j'espère mourir sans tourments.

« Votre affectionné fils et frère vous baise la main.

« Hermann. »

(1) *Gazette hebdomadaire de médecine et de chirurgie*, 30 octobre 1898.

Le Dr Müller, membre de la Commission autrichienne, avait soigné les pestiférés à Bombay, et il partageait vis-à-vis le sérum, qu'il avait vu impuissant dans l'épidémie, la méfiance de la mission allemande, aussi refusa-t-il l'emploi de ce moyen de traitement. L'une des infirmières, sœur de l'ordre du Sacré-Cœur, Albertine Pecha, succombait aussi, tandis que l'autre se rétablit. Deux des religieuses malades furent soumises aux injections du sérum et les mesures d'isolement et de désinfection les plus énergiques ayant été prises, il n'y eut point de nouveaux cas.

La peste continuant de s'étendre était signalée à Tamatave, à la Réunion, elle gagnait Plymouth, Trieste. Mais ces épidémies successives s'éteignaient sur place par suite de l'isolement rationnellement établi et des précautions sanitaires appliquées dès le début.

Celle qui frappa Porto fut plus sérieuse. Bien que déclarée officiellement au mois d'août 1899, elle paraît devoir remonter à mars ou avril et elle se prolongea jusqu'en octobre (1).

La prévention contre la sérothérapie était telle que MM. *Calmettes* et *Salimbeni* envoyés par le gouvernement français et membres de l'Institut Pasteur, se virent dans l'obligation de proposer aux médecins du pays et aux divers délégués étrangers de nommer une Commission internationale pour rechercher devant elle la valeur du sérum.

(1) L'efficacité du sérum antipesteux de l'Institut Pasteur, démontrée par son emploi dans l'épidémie actuelle de Porto par M. Nicolle. *Normandie médicale*, 1er novembre 1899. — Idem, *Revue médicale*, 25 janvier 1900.

Les expériences furent décisives. Les animaux vaccinés furent inoculés avec le virus pesteux et résistèrent à l'infection, tandis que les animaux témoins inoculés sans vaccination préalable, succombèrent.

Sur 104 personnes traitées, il y eut 14 décès, soit 13 0/0. Mais de toutes les formes de la peste, la pneumonie était la plus redoutable, elle passait même pour incurable, lorsque M. Calmettes eut l'ingénieuse idée d'employer l'inoculation intra-veineuse plus énergique que les autres procédés, ce qui permit d'obtenir trois cas de guérison.

Quant aux vaccinations préventives, aucun de ceux qui s'y étaient soumis ne fut atteint, sauf le Dr Pestona, qui ne se soumit point à une deuxième vaccination préventive.

« L'action du sérum antipesteux sur l'organisme humain est des plus intéressantes à suivre. Jamais ce sérum, pas plus que les autres sérums thérapeutiques ne donne lieu au moindre accident. Deux heures après l'inoculation, on note une élévation légère de température 1/2 à 1°. Cette élévation est tout à fait passagère; rapidement le nombre de microbes contenus dans le sang diminue et disparaît; les symptômes généraux s'amendent.

Si l'on ne renouvelle pas l'inoculation du sérum, cette amélioration n'a qu'un temps; l'état général redevient mauvais et la température s'élève à nouveau. Ces rechutes se reproduisent chaque fois qu'on cesse d'employer le sérum jusqu'à ce que la convalescence soit nettement établie; elles sont dues à la longue résistance des bacilles pesteux localisés dans la rate et les ganglions lymphatiques. Il est donc *nécessaire de répéter les inoculations du sérum.* » (C. Nicolle, *Normandie médicale*, 1er novembre 1899.)

L'Amérique du Sud, le Paraguay, Santos, Buenos-Ayres, Rio-de-Janeiro étaient successivement atteints par la peste.

En 1900, elle éclatait à Glascow et disparut en deux mois après avoir frappé trente-quatre personnes.

En 1901, il y a eu à Naples une épidémie de peu d'importance, une autre à bord du *Sénégal*, dont les passagers ont dû subir une quarantaine sévère au Frioul.

En somme, toutes ces manifestations sont promptement circonscrites par les moyens rapides de défense que l'on peut utiliser, il semble qu'en période de paix, lorsque l'on profite de toutes les ressources de l'hygiène, la peste n'est pas plus à redouter que n'importe quelle autre maladie infectieuse. Seulement en temps de troubles, guerre ou révolution, avec un service sanitaire désorganisé, elle pourrait peut-être constituer un grave danger, au même titre que le choléra ou la variole noire épidémiques.

Quelles sont les données nouvelles recueillies par l'observation moderne pendant ces récentes épidémies? Et d'abord, comment se fait la contagion? Le germe de la maladie peut entrer dans l'économie, par les émanations, par les poussières qui pénètrent *l'arbre respiratoire* et par *les excoriations de la peau*.

C'est donc un fait d'observation qui avait amené nos

aïeux à employer pour les médecins et autres personnes soignant les pestiférés, ces vêtements assez grotesques en treillis ou en marocain avec masque aux yeux de cristal et un long nez rempli de parfums, pour se protéger contre les poussières et émanations, ce qui leur donnait l'aspect grotesque de monstrueux oiseaux. De nos jours, dans les salles d'hôpital et dans les pavillons d'isolement où se trouvent des maladies contagieuses, le médecin n'entre pas sans être revêtu d'une blouse qu'il prend et quitte à l'entrée.

Le Dr *Simond* a constaté aux Indes que la station nocturne auprès des cadavres transmet fréquemment la forme pneumonique si redoutable. Au sujet des rats et souris qui depuis la plus haute antiquité sont considérés comme les agents les plus énergiques de propagation de l'épidémie, il a fait cette curieuse remarque, que lorsque ces animaux sont malades de la peste, leur corps se couvre d'une infinité de puces dont la piqûre joue probablement un rôle dans l'inoculation du virus, d'autant que le corps de ces petits animaux a été trouvé rempli de bacilles pesteux.

D'ailleurs, l'un des noms chinois qui désignent la peste pourrait se traduire littéralement par « maladie des rats ». Les animaux qui mangent les rats, serpents et les chacals peuvent prendre d'eux l'affection. Seul le mécanisme de transmission paraissait obscur. Cette intervention des parasites de l'homme est intéressante, on a incriminé au même titre les punaises. Yersin ayant broyé des pattes et des têtes de mouches mortes dans son laboratoire, a ensemencé avec cette pulpe des bouillons dans lesquels se sont développés des colonies de bacilles de la peste. La mouche pourrait donc être un agent de transmission en portant avec ses pattes les germes sur les muqueuses aux commissures des lèvres, des yeux, aux narines, ou dans les aliments.

Depuis longtemps, il était d'observation courante que la peste est véhiculée dans les poussières apportées sur un navire par les semelles et chaussures des individus appartenant à un pays contaminé ; par le vent, par les vêtements, linge de corps, objets de literie, chiffons, laines, tapis, cheveux provenant de pestiférés ou d'habitations ayant renfermé des malades. Des peaux non tannées ont pu propager l'affection ainsi que des aliments et des boissons, mais cela d'une façon plus rare, en quelque sorte exceptionnelle.

Le climat ne paraît pas avoir une grande influence sur le développement de la maladie, toutefois, les grandes chaleurs paraissent limiter son extension, et, d'autre part, elle n'a pas été constatée au-delà du 70° de latitude nord.

Les orages dans les pays tropicaux, d'après de nombreuses relations, favorisent son extension.

Le manque d'hygiène et de propreté joue un rôle considérable dans la transmission du fléau. A la conférence sanitaire de Venise, l'inspecteur Mac Gregor signalait ce fait que la maladie s'était surtout développée à Bombay dans de vastes habitations contenant jusqu'à 1,200 individus au nombre de cinq à six par petites chambres obscures, ouvrant sur des corridors infects. Sir Mackensie, lieutenant général du Bengale, traitait ces locaux « *d'immondes porcheries* », où, ajoutait-il, un porc normalement constitué serait dans l'impossibilité de vivre.

De plus, l'ignorance des populations indiennes, leurs préjugés religieux, l'exposition des cadavres pour se conformer aux rites traditionnels, vont à l'encontre de tous les règlements des Commissions de salubrité publique et rendent difficile la pratique des mesures préventives qu'ils cherchent à esquiver de toutes façons.

Les mêmes considérations s'appliquent à leurs fêtes qui attirent de grands rassemblements de population, aux pèlerinages, comme celui de la Mecque et de Djaghernath.

Sans doute, l'Europe a essayé déjà à plusieurs reprises de se protéger. Des Congrès sanitaires ont eu lieu à Venise en 1892, à Dresde en 1893, à Paris en 1894, à Venise en 1897.

C'est ainsi qu'il avait été décidé à celui de Paris que « tout navire traversant la mer Rouge avec cent pèlerins doit avoir un médecin à bord, une étuve à désinfection. »

« Tous les navires à pèlerins doivent subir l'inspection sanitaire à Kamaron. »

Cela est appliqué par les différentes nations civilisées, mais en dehors de la zone où l'Europe surveille, c'est le désordre le plus absolu et le manque de contrôle.

Le Gouvernement turc se soucie aussi peu de la santé des nations de l'Europe et de leurs décisions sanitaires que de la vie de ses sujets arméniens.

Heureusement que le corps médical ottoman qui compte beaucoup de Grecs, d'Allemands, de Français, s'efforce par une louable initiative de lutter contre cette incurie et cette négligence et qu'il parvient à en neutraliser en partie les désastreuses conséquences.

Cet élément assez incomplet de défense n'existe malheureusement pas pour le plateau central de l'Asie où la peste se manifeste encore à l'état endémique au milieu de populations barbares et primitives.

Néanmoins, la France a envoyé un missionnaire scientifique, le Dr *Matignon*, attaché à la légation de Chine, chargé d'aller vérifier en Mongolie l'existence d'un de ces foyers permanents de la peste.

A Toung-Riayng-Tzé, le Dr *Matignon* a trouvé ce qu'il cherchait. Dans ces régions où la misère et la malpropreté sont inouïes, il existe une sorte de rongeur de la famille des marmottes, l'artomys bobac ou tarabagane, dont le rôle serait considérable pour la conservation et la transmission du fléau.

Le Dr Zabolotny a en effet démontré que chez ces animaux la peste existait à l'état spontané.

Si ces recherches, encore toutes récentes, sont confirmées, on sera parvenu enfin à retrouver la chaîne mystérieuse qui à travers les âges relie toute les épidémies d'une affection dont le germe a par lui-même une faible vitalité, puisqu'il se détruit spontanément au bout de quelques jours dans le sol, en vingt-quatre heures dans l'eau, en quelques minutes à la lumière solaire.

On s'expliquerait ainsi comment le rat qui appartient à la même espèce que les tarabaganes serait si sensible à la maladie qu'il communique à l'homme. Il est donc urgent de procéder à la désinfection complète des navires provenant des pays contaminés, et à ce point de vue on possède des agents extrêmement énergiques dans l'acide sulfureux et dans l'acide carbonique qui permettent de débarrasser complètement un bateau de tous les rongeurs qu'il peut contenir.

Bien plus, on est arrivé à employer contre eux un virus, le virus de Danyse qui, inoculé à l'animal, lui donne une maladie épidémique septicémique, décimant rapidement tous les rongeurs de son espèce. Et il n'est pas impossible que par ce moyen, des foyers permanents de l'horrible fléau que l'on a étudié dans ses moindres particularités, puissent disparaître dans un temps donné.

Et si par hasard la peste se déclarait dans un de nos ports, dans une de nos villes, grâce à l'isolement rigoureux comme on sait le pratiquer actuellement, grâce aux mesures de désinfection, grâce aussi aux perfectionnements apportés dans les procédés de vaccination préventive, il est probable que l'épidémie s'éteindrait sur place en peu de temps, ainsi que l'on a eu l'occasion de le constater pour ces petites épidémies que je vous ai signalées en 1900 et 1901, et qui de 1898 à nos jours ont frappé le monde civilisé.

A ce point de vue-là, et pour cette catégorie d'habitants du globe, le mot de Roux est toujours juste, la peste serait une maladie historique.

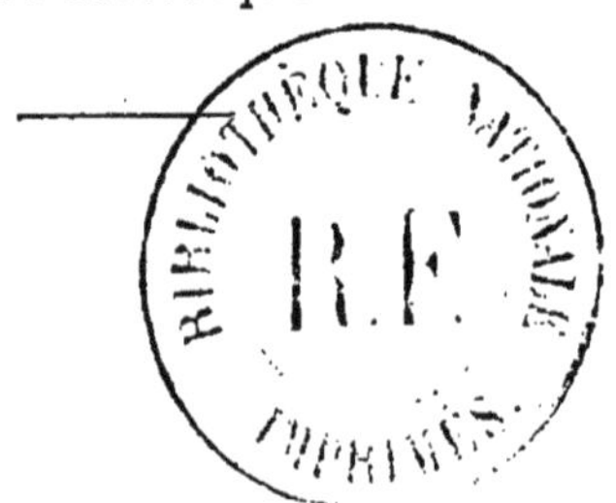

www.ingramcontent.com/pod-product-compliance
Ingram Content Group UK Ltd.
Pitfield, Milton Keynes, MK11 3LW, UK
UKHW022156260726
13993UKWH00005B/2401